MORVE ET PYOHÉMIE

VALEUR DIAGNOSTIQUE DE LA LEUCOCYTHOSE MORVEUSE

PAR

M. F. MAURI

Membre résidant de la Société de Médecine de Toulouse

Chef de clinique à l'École Vétérinaire

TOULOUSE

IMPRIMERIE DOULADOURE
Rue Saint-Rome, 39

—

1878

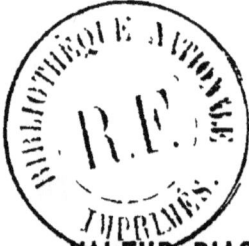

MORVE ET PYOHÉMIE

VALEUR DIAGNOSTIQUE DE LA LEUCOCYTHOSE MORVEUSE

PAR

M. F. MAURI

Membre résidant de la Société de Médecine de Toulouse

Chef de clinique à l'École Vétérinaire

———※———

TOULOUSE

IMPRIMERIE DOULADOURE

Rue Saint-Rome, 39

—

1878

EXTRAIT DE LA REVUE MÉDICALE DE TOULOUSE

MORVE ET PYOHÉMIE

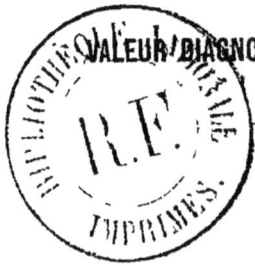

VALEUR DIAGNOSTIQUE DE LA LEUCOCYTHOSE MORVEUSE (1)

MESSIEURS ,

La morve est une des questions de pathologie comparée qui ont le plus préoccupé et passionné le monde médical. Particulière aux solipèdes , auxquels elle inflige annnuelle-ment des pertes considérables , elle jouit de la funeste pro-priété de se transmettre à l'homme par inoculation ou par contagion. Ces titres justifient largement les travaux sans nombre qu'elle a provoqués et l'ardeur avec laquelle on a poursuivi la solution de toutes les questions relatives à cette redoutable maladie. Mais , malgré tant d'efforts, malgré les savantes discussions qui ont eu lieu à différentes époques au sein de plusieurs corps savants , bien des points restent encore à élucider. Du reste, la morve est du nombre de ces maladies qui ont le triste privilége de passionner les débats, de faire naître des malentendus et d'interminables contro-verses qui, loin de fixer utilement la science, l'ont souvent conduite à l'erreur. A l'appui de cette assertion, il suffit de se rappeler les vicissitudes par lesquelles a dû passer la question de la contagion du processus morveux avant d'être définitivement admise.

Reconnue par les anciens hippiatres, mise en doute par

(1) Mémoire lu par M. Mauri, à la Société de médecine de Toulouse, à l'appui de sa candidature à une place de membre résidant.

les Lafosse père et fils, elle fut énergiquement soutenue par les Garsault, Gaspard de Saunier, Bourgelat. Niée de nouveau par Chabert, Chaumontel et Fromage de Feugré, les expériences de Gohier et de Raynard furent impuissantes à arrêter le courant des idées vers la non-contagion. Godine et Dupuy, se basant sur la distinction établie par Gilbert entre la morve aiguë et la morve chronique, décrétèrent que la morve aiguë seule était contagieuse.

Malheureusement, cette manière de voir, dont je n'ai pas besoin de faire ressortir les conséquences désastreuses pour l'hygiène et pour la fortune publiques, fut propagée par l'Ecole d'Alfort, et soutenue par Delafond et Renault dont les convictions et l'autorité, en pareille matière, ne tardèrent pas à faire de nombreux prosélytes. Mais heureusement, la vérité ne se subordonne pas à nos conceptions, à nos raisonnements plus ou moins logiques, elle plane au-dessus de nos erreurs et de nos préjugés, et un jour, parfois trop éloigné, elle nous écrase de toute sa puissance, n'ayant aucun égard pour les prétentions que nous étalons sans réserve. La contagion de la morve n'était pas un mythe, et les idées systématiques des savants professeurs d'Alfort devaient enfin s'incliner devant les faits, qui, au grand détriment de notre cavalerie, se multipliaient sans cesse et entraînaient toutes les convictions.

Aujourd'hui, aucun médecin, aucun vétérinaire, n'ignore que la morve est contagieuse sous toutes ses formes et qu'elle est susceptible de se transmettre à l'homme.

Quand on parcourt ainsi les diverses phases par les-quelles a dû passer la contagion de la morve, on ne s'ex-plique pas, au premier abord, la cause des changements qui se sont produits successivement dans les esprits, au sujet de cette importante question. Mais, on ne tarde pas à s'apercevoir que la morve, comme la plupart des maladies, n'a pas toujours été étudiée en elle-même et pour elle-même, et qu'elle a été plus ou moins subordonnée à des systèmes ou à des idées doctrinales. Ainsi, le mouvement

de réaction contre les idées contagionnistes, à la tête duquel
se trouvaient Delafond et Renault, avait évidemment pour
cause principale l'avénement de l'Ecole physiologique. « La
morve, dit M. Bouley dans le *Dictionnaire des Sciences médicales*,
dont l'Ecole anatomo-pathologique avait fait une
affection tuberculeuse, une phthisie du poumon et de la
membrane nasale, devint une simple inflammation, une
rhinite, avec l'Ecole physiologique. »

C'est en partant de cette donnée absolument fausse qu'on
n'a plus vu les choses sous leur véritable jour et qu'on a
interprété les faits en les torturant, de manière à arriver *logiquement*
à cette conclusion : la morve n'est pas contagieuse.

Aujourd'hui, cette question est jugée; mais l'esprit de
système ne se décourage pas, il s'exerce sur d'autres points
d'étiologie, de pathogénie. Les enseignements du passé
sont vite oubliés et, avec une idée systématique, doctrinale,
on juge, on interprète les faits expérimentaux et d'observation
de manière à les faire converger envers et contre tout
vers un but déterminé d'avance.

Ainsi, dans ces derniers temps, dans une discussion
devant la Société vétérinaire du Brabant, M. Degive, pro·
fesseur de clinique à l'école de Curéghem-lès Bruxelles, a
déclaré que le mot *morve* devrait être rayé du langage médical
et remplacé par d'autres termes mieux appropriés à la
nature des diverses formes du processus morveux. D'après
lui, la morve procède d'un principe septique........, c'est
une affection septoïde, une septose, « car, dit-il, s'il est
démontré que deux maladies sont dues à l'action des mêmes
éléments étiologiques, n'est-il pas suffisamment établi que
ces deux maladies doivent être de même nature? Ainsi, en
est-il de l'affection septoïde et de l'affection morveuse. »

A l'appui de sa doctrine, il admet comme démontré,
indiscutable que les conditions qni font naître la morve
primitive, spontanée, sont : 1° Le surmènemeut, l'exercice
à outrance ; 2° la pénétration dans le système circulatoire
d'éléments organiques plus ou moins altérés, corrompus.

Cette pénétration se ferait : *a.* à la surface d'une plaie sanieuse ou dans le parenchyme des organes qui sont le siége d'un processus nécrosique ou septoïde plus ou moins prononcé ;

b. Par infusion immédiate du pus ordinaire dans le sang ;

c. Par l'inoculation d'une certaine quantité de pus ordinaire dans le tissu cellulaire sous-cutané ;

d. Par l'usage de boissons, d'aliments, d'air pollués, altérés soit directement en eux-mêmes, soit par le mélange ou la dissolution de matières organiques plus ou moins décomposées.

Suivant M. Degive, la morve, ou inflammation septique des organes respiratoires, se traduirait par trois formes se combinant toujours et désignées sous les noms de *typhoémie, pyohémie et tuberculose.*

Je n'ai pas l'intention, Messieurs, de faire devant vous la critique d'une doctrine qui repose sur des bases aussi peu solides. Je suis convaincu que M. Degive n'a entraîné la conviction de personne et qu'il est seul de son avis. Cependant, un des arguments dont il s'est servi est considéré par beaucoup de médecins et de vétérinaires comme la démonstration rigoureuse, vraiment scientifique du développement spontané de la morve. C'est cette considération qui m'a engagé à soumettre à votre appréciation, sous la rubrique de *morve et pyohémie,* le résultat des expériences que j'ai faites dans le but de déterminer les effets des injections de pus ordinaire dans le sang et de l'introduction de ce même liquide sous la peau, au point de vue du développement de la morve. Je complèterai ce sujet en vous faisant connaître le résultat de mes recherches au sujet de la *leucocythose morveuse* et de sa valeur diagnostique.

CHAPITRE PREMIER.

MORVE ET PYOHÉMIE.

En 1838, à l'époque où la spontanéité de la morve était prédominante et où la contagion était niée de la manière la plus absolue par les uns, et reléguée au second rang par les autres, MM. Bouley et Renault entreprirent des expériences dans le but de faire développer spontanément la morve chez le cheval, par injection directe d'émulsions purulentes dans les veines.

Dans le compte rendu des travaux de l'Ecole d'Alfort, pour l'année scolaire 1838-1839, on lit : « Il résultait déjà d'observations cliniques faites et publiées par M. Renault, que la morve aiguë se développait spontanément sur des chevaux affectés d'anciennes plaies suppurantes, soit que ces animaux n'eussent, au moment où les plaies avaient été produites, aucun germe apparent de morve, soit qu'ils fussent déjà affectés de la morve chronique. Or, ce que l'observation avait démontré a été confirmé par des expériences. Du pus puisé sur des animaux non morveux a été injecté, avec certaines précautions, dans les veines de chevaux atteints de la morve chronique, et la morve aiguë s'est manifestée. Du pus, également d'un cheval non morveux, a été injecté dernièrement dans la jugulaire d'un cheval sain et quelques jours après, ce cheval succombait à la morve aiguë. A peu près à la même époque, on recueillait, dans les hôpitaux, l'observation de deux chevaux, dans l'intérieur des vaisseaux desquels des foyers purulents s'étaient formés et ouverts, et qui succombèrent tous deux, peu de jours après, à la morve aiguë. »

Le compte rendu de 1839-1840 contient la relation suivante : « Du pus en petite quantité, dissous dans l'eau distillée, et filtré à travers une toile, a été injecté dans les veines de plusieurs chevaux. Chez quelques-uns de ces animaux, une fièvre intense s'est déclarée du premier au troisième jour et a persisté jusqu'au septième ou huitième ; puis peu à peu les mouvements fébriles se sont apaisés et , vers le quinzième jour , il n'existait plus aucun symptôme de maladie. A l'autopsie de ces chevaux , sacrifiés par effusion de sang, on a rencontré dans le poumon et dans la rate des abcès multiples parfaitement isolés par des indurations circonscrites des tissus.

» Chez d'autres animaux, l'injection purulente a déterminé de même une réaction fébrile très-intense, et du troisième au cinquième jour , temps ordinaire de l'inoculation de la morve aiguë, spontanée ou communiquée , les symptômes de cette dernière maladie ont apparu avec leurs caractères bien tranchés , et les malades ont succombé entre le dixième et le vingtième jour. A l'autopsie , on a reconnu dans les cavités nasales , dans les poumons, dans la rate , dans les articulations , toutes les lésions caractéristiques de la morve aiguë.

» Pour ôter tous les doutes sur la nature de cette affection, en quelque sorte artificielle , on a inoculé la matière de l'écoulement nasal des animaux devenus malades par injections purulentes , à des animaux sains , et la morve aiguë s'est répétée sur ces derniers.

» Enfin , dans un autre cas, l'introduction du pus dans les veines d'un animal parfaitement constitué a eu pour résultat bien remarquable de déterminer le développement d'un abcès considérable dans un des membres antérieurs avec suppuration des articulations et des gaînes tendineuses. Quelques abcès existaient dans les poumons ; les cavités nasales étaient parfaitement saines.

» Ainsi , chose bien remarquable et bien digne de fixer l'attention , on voit, à la suite d'une injection de pus dans les veines , tantôt se développer des abcès dans les poumons, tantôt apparaître la morve aiguë avec ses signes et ses lésions caractéristiques , tantôt enfin se former d'énormes collections purulentes dans les articulations et dans les interstices musculaires. »

Le professeur Héring, de l'École vétérinaire de Stuttgárd, obtint des résultats absolument identiques, ainsi que M. Liautard, alors vétérinaire au 5e dragons. MM. Liautard et Laisné, vétérinaires militaires, prétendent avoir réussi à donner la morve par l'inoculation ou l'introduction d'une certaine quantité de pus ordinaire dans le tissu cellulaire sous-cutané. Mais, d'un autre côté, Billroth, Gunther, Spinola, Lee, M. Lafosse n'ont pas réussi à déterminer la morve par des injections de pus.

A une époque plus récente, M. Chauveau a fait de nombreuses injections de pus, soit dans le tissu conjonctif, soit dans le système circulatoire pour étudier l'action phlogogène de ce liquide pathologique, et jamais il n'a provoqué la morve.

« En définitive, dit M. Bouley dans le *Dictionnaire encyclopédique des Sciences médicales*, il nous paraît résulter de ces contradictions, ou, pour mieux dire, de ce défaut de concordance entre les résultats des expériences, que de nouvelles recherches doivent être faites avec les moyens plus perfectionnés d'investigation dont on dispose aujourd'hui. »

Dans le but de rechercher la cause de ces contradictions et de contribuer à jeter une certaine lumière sur cette importante question, j'ai entrepris un certain nombre d'expériences dont la plupart ont été faites avec le concours de mon ancien collègue, M. Laugeron, vétérinaire à Niort.

Expérience I.

Cheval ariégeois, 18 ans environ, bien portant; absence complète d'engorgement ganglionnaire, de jetage et de lésions de la pituitaire.

9 février 1876. — Injection de 15 divisions de l'éprouvette graduée de pus dilué avec le sérum artificiel de Malassez et filtré dans un linge fin.

2

Pour obtenir le liquide (pus dilué et filtré), on a recueilli du pus de bonne nature, on l'a mélangé avec deux fois son volume de sérum artificiel, puis on a fait deux filtrations ; on a pris ensuite 15 divisions de l'éprouvette (15 grammes).

Le 9 et le 10 février, rien d'anormal ; mais dans la journée du 11 un peu de tristesse, diminution de l'appétit ; boiterie du membre postérieur droit ; tuméfaction douloureuse de la cuisse et de l'extrémité supérieure de la jambe ; pouls petit, muqueuses pâles.

18 février. — Mort pendant la nuit. Le matin, le cadavre n'est pas encore refroidi. On fait immédiatement l'autopsie et on trouve les lésions suivantes : vaste abcès s'étendant entre les muscles ischio-tibiaux ; le pus est épais, de bonne nature ; abcès multiples dans le foie formant saillie sous la séreuse, du volume d'une noisette ou d'une noix, pus fibrineux ; absence de lésions dans la rate ; dans le poumon droit, un abcès du volume d'une noisette, entouré de pneumonie ; le pus est mal lié ; dans le poumon gauche, un abcès du volume d'un œuf de pigeon, également entouré de pneumonie ; rien de particulier du côté des ganglions bronchiques, absence complète des lésions de la pituitaire, des sinus et des ganglions de l'auge.

Contre-expérience I.

Ane du Midi très-vigoureux et parfaitement sain.

Le 18 février, inoculation par six piqûres du pus de l'abcès de la fesse de l'animal de l'expérience I.

Quatre inoculationss sont faites sur les joues, les deux autres, sur les faces de l'encolure.

L'animal n'est sacrifié que le 24 mai, il a toujours présenté les signes de la plus parfaite santé. Les inoculations se sont cicatrisées rapidement, et à l'autopsie, il n'existait aucune lésion morveuse ou farcineuse.

Expérience II.

Cheval ariégeois, vieux, absence complète de lésions de la pituitaire, d'engorgements des ganglions de l'auge et de jetage.

14 février. — Injection dans la jugulaire de vingt divisions de l'éprouvette graduée, de pus dilué et filtré de la même façon que dans l'expérience I.

Du 14 au 21, l'animal reste abattu ; son appétit diminue tous les jours ; à la percussion de la poitrine, l'animal se plaint vivement.

Le 21, il est couché, n'exécute que quelques faibles mouvements. A plusieurs reprises on veut le faire relever, mais il reste complétement inerte. On le sacrifie et l'autopsie est faite aussitôt.

Toutes les parties superficielles de la tête sont infiltrées, mais cette infiltration est le résultat de contusions produites pendant un décubitus prolongé.

Les poumons présentent de nombreuses inflammations lobulaires ayant le volume d'une noisette ; sur la coupe le parenchyme a une couleur jaunâtre. On constate en outre quelques foyers inflammatoires moindres par leurs dimensions ; ce sont des nodules tuberculiformes formés d'un tissu transparent au centre et entourés de tissu pulmonaire enflammé ; deux de ces granulations juxtaposées montrent même, dans leur partie centrale, du pus encore incomplétement élaboré ; ce pus est glaireux et nullement caséeux ; il sert à une inoculation (âne).

Le foie renferme un grand nombre d'abcès de la grosseur d'une noix et dans lesquels le pus est parfaitement formé.

A côté de l'un d'eux est une veine obstruée par un caillot blanc. La rate est saine ainsi que les reins.

Contre-expérience II.

Ane vieux, mais vigoureux.

Le 21 février, on fait quatre inoculations avec le liquide provenant de deux productions tuberculiformes du poumon de l'animal de l'expérience II.

Le 24, trois des piqûres sont entourées de tissu dur, provenant d'une infiltration de la peau et du tissu conjonctif ; elles sont douloureuses à la pression ; rien d'anormal dans l'état du sujet.

Le 26, la tuméfaction a augmenté et elle est devenue fluctuante ; on ponctionne les trois abcès et on obtient du pus de bonne nature.

Le 27, la tuméfaction est diminuée, et la suppuration est modérée.

Le 28 et les jours suivants, la cicatrisation s'effectue. Il n'y a jamais eu de cordes lymphatiques.

L'animal est conservé jusqu'au mois de mai, sans présenter aucun signe de maladie. A l'autopsie, on le trouve complétement sain.

Expérience III.

Jumént poitevine, 12 ans.

Ayant subi l'opéiation du javart cartilagineux, cette jument mourut quinze jours après d'une infection purulente.

15 mars. — Du pus extrait d'un abcès métastatique du poumon et préparé par le procédé ordinaire est injecté par quatre piqûres dans le tissu conjonctif sous-cutané d'un âne vieux et parfaitement sain (8 gouttes par piqûre).

Une tumeur phlegmoneuse s'est développée au niveau de chaqne point d'injection et la résolution s'est vite opérée.

Un des phlegmons développés sur l'encolure s'est seul abcédé. L'animal n'a pas présenté de symtômes de morve et à l'autopsie, faite le 20 avril, il a été trouvé absolument sain.

Expérience IV.

Cheval landais, en bonne santé.

13 avril. — Injection de pus fétide provenant d'un abcès du maxillaire inférieur d'un cheval. Syncope après l'injection. Dans la soirée, tremblements musculaires continus.

Le lendemain, les tremblements musculaires continuent ; l'appétit est presque nul.

Les jours suivants, amélioration ; toutefois les mouvements sur place sont pénibles. Du pus ayant fusé dans le tissu conjontif de l'encolure, il se développe un phlegmon qui aboutit à la suppuration.

L'animal est sacrifié le 11 mai, et on fait immédiatement l'autopsie qui dévoile les lésions suivantes : vaste foyer de suppuration sous le muscle grand dorsal gauche ; les poumons sont volumineux et s'affaissent à peine ; leur surface est bosselée et par une coupe transversale on constate qu'ils sont farcis de masses enflammés variant pour leur volume entre celui d'une noisette et celui d'une noix. Ces pneumonies lobulaires présentent à leur centre : les unes, un noyau grisâtre n'ayant pas encore la fluidité du pus et ressemblant beaucoup à de l'albumine ; les autres, une collection tout à fait ramollie, ayant toutes les apparences du véritable pus. Ces derniers foyers sont tapissés par une membrane grisâtre.

Des abcès de même nature existent dans le foie et dans les reins.

On ne constate aucune lésion du côté des cavités nasales et des ganglions sous-glossiens ; du reste, l'animal n'a jamais jeté.

Contre-expérience IV.

Ane vigoureux et parfaitement sain.

Le 11 mai, inoculation par six piqûres, une à chaque joue et deux de chaque côté de l'encolure au moyen de la matière puriforme formant la partie centrale des pneumonies lobulaires. Cet âne a été sacrifié quinze jours après et il a été trouvé absolument sain.

Expérience V.

Cheval ariégeois, vieux, mais vigoureux.

17 mai. — Injection dans la jugulaire gauche de 30 divisions de l'éprouvette graduée, de pus dilué de bonne nature (dilution faite d'après le procédé ordinaire).

Aussitôt que l'injection est terminée, l'animal qui avait présenté quelques tremblements musculaires pendant l'opération vacille et tombe sur le sol; sa respiration est accélérée; il reste étendu pendant dix minutes, au bout desquelles il se relève sur le sternum; on doit l'aider pour le rétablir en position quadrupédale.

Dans la nuit du 21 au 22 mai, l'animal meurt. Autopsie le 22, à dix heures du matin : on constate seulement deux ou trois foyers hémorrhagiques du volume d'un pois dans le poumon gauche. Dans les autres organes, rien autre chose qu'un sang noir, poisseux; les oreillettes et les ventricules renferment des caillots diffluents, poisseux, rien dans les reins.

Sur la pituitaire existe quelques points saillants dont la partie centrale est noirâtre et la périphérie légèrement enflammée. Comme l'examen microscopique l'a démontré, ces lésions de la pituitaire étaient des infarctus.

Contre-expérience V.

Ane parfaitement sain.

Le 22 mai, inoculation, par sept piqûres faites sur les joues et sur l'encolure, du liquide obtenu en râclant et en incisant la pituitaire. La cicatrisation fut rapide et le sujet ne présenta aucun signe de maladie. Il fut sacrifié le 10 juin, et l'autopsie ne montra aucune lésion morveuse.

Expérience VI.

Jument bretonne, vieille, vigoureuse; éparvins calleux volumineux.

Le 22 juin, injection, à deux heures d'intervalle de 30 divisions de l'éprouvette graduée, de pus préparé à la manière ordinaire (15 divisions à chaque injection).

Le 27 juin, l'animal, qui a beaucoup de peine pour se relever, est sacrifié (les jarrets étaient complétement ankylosés et toutes les parties saillantes du corps excoriées).

Dans le poumon existe de l'infiltration inflammatoire, de couleur jaunâtre, disséminée par îlots, mais n'ayant dans aucun l'apparence d'abcès ; point de lésions dans les autres organes.

Contre-expérience VI.

Inoculation par quatre piqûres, à un âne sain (lèvres et joues), du liquide provenant de l'infiltration inflammatoire du poumon. La cicatrisation a été rapide, et l'animal, conservé pendant vingt jours, n'a présenté aucun signe de morve, ni pendant la vie, ni à l'autopsie.

Expérience VII.

Cheval poitevin, bon état d'embonpoint, sain.

Le 4 juillet, injection de trente divisions de l'éprouvette graduée, d'un pus dilué de très-bonne nature. L'injection est faite lentement dans la jugulaire gauche ; tremblement pendant l'opération, mais point de chute.

Le 10 juillet, l'animal est couché et tous les efforts pour le relever sont infructueux : les membres sont étendus, raides, les dents sont serrées, les lèvres et les ailes du nez crispées, la respiration accélérée. La mort étant prochaine, on sacrifie le sujet.

A l'autopsie, le cœur présente dans les parois des ventricules et des oreillettes une quantité considérable d'abcès qui ont la dimension d'un pois et renferment un pus blanc crémeux, de très-bonne nature ; quelques-uns de ces abcès sont superficiels, les autres sont profonds. Dans le poumon, on constate de l'œdème et de l'emphysème, et en quelques points seulement, de l'infiltration inflammatoire, mais point de foyers purulents

Les ganglions bronchiques sont sains ; aucune lésion n'existe dans la trachée, ni dans les cavités nasales, ni dans aucun autre organe.

Contre-expérience VII.

Des inoculations sont faites à une jument noire bien portante avec le pus des abcès du cœur et avec le liquide provenant de l'infiltration inflammatoire du poumon. Ces inoculations sont faites aux lèvres et aux ailes du nez. Résultat absolument négatif.

Expérience VIII.

Ane souris, bon état d'embonpoint.

Le 4 juillet, injection dans la jugulaire gauche de vingt divisions (éprouvette graduée) de pus de bonne nature dilué et filtré d'après la méthode ordinaire.

L'injection est faite lentement, point de chute; simplement une sorte d'assoupissement momentané.

L'animal a été abattu le 22 juillet; à l'autopsie, on a constaté ce qui suit : Cinq abcès du volume d'une noix existent dans le poumon; ils renferment un pus de bonne nature et présentent chacun une fausse membrane épaisse et parfaitement lisse; deux foyers purulents existent dans le grand psoas gauche. On ne trouve aucune lésion dans les autres organes et particulièrement dans les cavités nasales.

Contre-expérience VIII.

Jument landaise, vieille et parfaitement saine.

Le 22 juillet, inoculation par six piqûres de la matière purulente des abcès pulmonaires. Aucun signe de morve n'en est résulté.

Expérience IX.

Le 1er août, un cheval ariégeois, cinq ans, est présenté à la clinique avec tous les symptômes de la pyohémie, développée à la suite de l'ouverture d'un abcès dans la région du poitrail.

Il meurt le 3 août, et l'autopsie faite immédiatement montre : des abcès multiples dans le poumon, dans le foie, et un épanchement pleurétique.

Un âne inoculé par quatre piqûres avec le pus des foyers pulmonaires n'a présenté aucun symptôme de morve.

On le voit, nos injections de pus sain ont été impuissantes à engendrer les symptômes et les lésions caractéristiques de la morve; et, comme il fallait s'y attendre, les inoculations ont été infructueuses. Certes, toutes les précautions ont été prises pour assurer le succès. Chacun sait, en effet, que si les inoculations de virus morveux de cheval à cheval échouent quelquefois, comme en témoignent surtout les expériences de Delafond et Renault, il en est tout autrement quand on opère sur les animaux de l'espèce asine. Ces sujets sont beaucoup plus impressionnables à l'action du virus morveux, et on doit toujours les choisir quand on veut faire des épreuves de cette nature.

En présence de pareils résultats, qui sont diamétralement opposés à ceux obtenus par Renault et Bouley, d'une part, et Héring, Liautard et Laisné, d'autre part, quelle conclusion peut-on tirer ? M. Bouley rappelle à ce sujet un principe généralement vrai, c'est que les résultats négatifs ne sauraient infirmer les résultats positifs. Mais, pour que cette proposition fût vraie d'une manière absolue, il faudrait que toutes les conditions fussent égales dans chaque série d'expériences et qu'aucune cause d'erreur ne pût être invoquée à l'égard des faits positifs. Or, le désir exprimé par M. Bouley de voir entreprendre de nouvelles expériences à ce sujet, ne prouve pas une confiance illimitée de sa part en celles qu'il a faites à Alfort de concert avec Renault. Elles remontent, du reste, à une époque assez reculée pour que Bollinger en ait contesté la signification en faisant observer qu'elles datent d'un temps où l'anatomie pathologique était encore dans l'enfance et où l'on ignorait encore que la pyohémie embolique produit souvent, surtout dans les poumons, des lésions semblables à celles qu'engendre la morve. De plus, Bollinger ajoute qu'à cette époque on ignorait la longue latence de la morve, cet état du processus morveux que rien ne dénonce extérieurement et qui peut fort bien entacher d'erreur les expériences à résultat positif.

De son côté, M. Lafosse déclare dans le tome III, 2ᵉ partie, page 668, *de son Traité de pathologie vétérinaire*, que la différence des résultats obtenus « tendrait à faire supposer que, dans les cas cités par Renault et Bouley, ou bien le pus et le sang n'étaient pas purs ou bien que les animaux auxquels on les a transmis étaient sous l'influence de la diathèse morveuse. »

Voilà deux objections formulées par deux auteurs vétérinaires dont la compétence ne saurait être contestée, et qui par suite méritent un sérieux examen.

Il est positif que si pour faire le diagnostic différentiel de l'infection purulente et de la morve, on n'avait à sa disposition qu'un ou plusieurs abcès métastatiques du poumon sous forme de nodules tuberculiformes et un ou plusieurs tubercules de morve aiguë, on serait dans un certain embarras, même de nos jours, avec nos moyens d'investigation plus précis. Cependant, par un examen minutieux, la distinction n'est pas absolument impossible. Ainsi, dans les abcès métastatiques tuberculiformes, comme ceux constatés dans l'expérience II, on voit dès le début une partie centrale grisâtre ayant une tendance marquée à la suppuration. Après durcissement, des coupes très-minces faites dans cette partie, colorées par le picro-carminate d'ammoniaque et examinées à un grossissement de 300 diamètres, montrent au centre des éléments cellulaires volumineux, tout à fait ronds, à plusieurs noyaux, soutenus par une substance vaguement fibrillaire et ayant tous les caractères des corpuscules de pus. Il est même très-rare de trouver ce nodule central non-diffluent ; aussitôt formé, il devient un abcès microscopique qui s'étend peu à peu aux dépens de la pneumonie lobulaire qui l'entoure et forme enfin les vrais abcès métastatiques, tels qu'on les trouve ordinairement à l'autopsie des chevaux morts de pyohémie. Quelquefois, ces abcès sont confluents et donnent lieu à des foyers de suppuration considérables.

Le tubercule de la morve, examiné à son début comparativement avec le nodule purulent, se distingue assez aisément. La partie centrale n'est jamais diffluente. Après durcissement dans l'alcool absolu, des coupes microscopiques faites dans ce tissu et colorées par le picro-carminate d'ammoniaque, montrent des détails histologiques d'une certaine importance. La granulation grise demi-transparente est entourée d'une pneumonie lobulaire dans laquelle existe toujours de l'hémorrhagie plus ou moins abondante, reconnaissable à la couleur rouge-foncé du tissu. Examinée à un faible grossissement, il est facile de s'assurer qu'elle siége

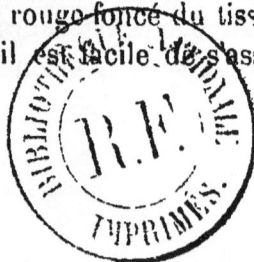

tantôt autour d'une petite bronche, tantôt autour d'un vaisseau, d'autres fois enfin, dans le tissu même du poumon, englobant un ou plusieurs alvéoles. A un grossissement de 300 ou 400 diamètres, on constate que, dans la partie centrale de la granulation, il existe un tassement particulier d'éléments cellulaires, qui explique la grande difficulté que l'on éprouve à faire dans ce point des coupes suffisamment minces pour l'examen microscopique. Cette partie est encore remarquable en ce qu'elle est presque réfractaire à la coloration du carmin.

Malgré ces difficultés, on arrive à distinguer les corpuscules purulents qui la constituent. Plongés dans une sorte de gangue granuleuse, ils n'ont pas des contours nets comme dans les abcès métastatiques; il y a manifestement un premier degré de dégénérescence caséeuse. Quand on se porte à la périphérie du tubercule, on aperçoit des cellules stellaires en assez grand nombre et surtout beaucoup de cellules fusiformes. Tous ces éléments, qui n'ont aucune tendance à la suppuration, sont progressivement envahis par la dégénérescence caséeuse.

Une autre altération consécutive aux injections de pus dans les veines, et susceptible d'être confondue avec des lésions morveuses, ce sont des points saillants qui apparaissent quelquefois sur la pituitaire, comme nous en avons signalé sur le sujet de l'expérience V. Ce sont des nodules entourés d'une zone inflammatoire et dont la partie centrale d'un rouge brun n'est autre chose qu'un caillot sanguin. Si ces caractères macroscopiques très-faciles à saisir ne paraissaient pas suffisants pour asseoir le diagnostic de l'infarctus, l'examen microscopique lèverait tous les doutes. J'ajouterai que cette lésion n'a aucune tendance à l'ulcération.

Les tubercules morveux qui apparaissent dans l'épaisseur de la pituitaire produisent aussi à la surface de cette membrane des élevures entourées d'une zone inflammatoire. Mais leur partie centrale est constituée par un grain d'un gris jaunâtre ayant la même constitution histologique que les nodosités morveuses du poumon. De plus, et c'est là leur caractère vraiment spécifique, ils deviennent par leur ramollissemeut, leur désagrégation, l'origine de chancres morveux

Comme on le voit, la forme nodulaire, commune aux productions de la morve et de la pyohémie, constituent une difficulté sérieuse pour distinguer les deux maladies, quand on les envisage au point de vue purement anatomique. L'emploi du microscope, qui peut fournir d'utiles enseignements en cette circonstance, laisse quelquefois pourtant dans l'incertitude.

Mais cette confusion, si elle est possible quand on compare isolément certaines lésions, me paraît facile à éviter quand on compare l'ensemble des deux processus en question.

Or, chez les sujets qui ont servi aux expériences d'Alfort, le diagnostic de morve n'a pas été basé sur le simple examen de quelques nodules tuberculiformes trouvés dans les poumons ; et, quoique, dans le compte rendu plus haut cité, les détails nécropsiques y soient exposés d'une façon tout à fait sommaire, on y lit pourtant cette conclusion qui prouve bien que Renault et Bouley ne confondaient pas la morve avec la pyohémie.

« Ainsi, y est-il dit, chose bien remarquable et bien digne de fixer l'attention, on voit, à la suite d'une injection de pus dans les veines, tantôt se développer des abcès dans les poumons, tantôt apparaître la morve aiguë avec ses signes et ses lésions caractéristiques, tantôt enfin se former d'énormes collections purulentes dans les articulations et dans les interstices musculaires. »

Renault et Bouley ont bien vu les symptômes de la morve aiguë, et on ne saurait avoir de doute à ce sujet, car l'inocululation du jetage nasal des sujets d'expérience a fait développer la même maladie sur d'autres chevaux.

La première objection, formulée par Bollinger contre la

signification attribuée aux résultats des expériences d'Alfort, ne me paraît donc pas admissible.

Mais quant à la seconde, les faits journaliers de la pratique sont là pour prouver tout ce qu'elle a de fondé. La morve peut être latente dans le sens le plus absolu du mot, et, par suite, les expériences peuvent être entachées d'une erreur facile à comprendre.

Comme l'a fait remarquer M. Lafosse, le pus des injections peut être impur, ou bien les animaux auxquels on l'a transmis. Et cette objection a d'autant plus de poids qu'à l'époque anti-contagionniste où remontent les expériences d'Alfort, les cas de morve étaient plus fréquents qu'aujourd'hui et on ignorait que la morve *pût être sans paraître*. En effet, dans le numéro du 7 septembre 1875 du *Recueil de médecine vétérinaire*, nous lisons dans la chronique rédigée par M. Bouley, le passage suivant : « La morve peut-elle être latente? En d'autres termes, est-il possible qu'un cheval soit affecté de cette maladie sans que rien extérieurement en dénote l'existence? » Et plus loin : « N'y a-t-il pas des cas où la morve existe sans être dénoncée par ses caractères propres? Les faits pourraient seuls permettre de résoudre cette question. »

Aujourd'hui, cette importante question de pathologie est jugée et, pour mon compte, j'ai publié cette année dans la *Revue vétérinaire*, trois cas de cette forme particulière de morve, recueillis à la clinique de l'Ecole de Toulouse. Il ne faudrait donc pas s'étonner si, dans des expériences d'injection purulente intra-vasculaire, on rencontrait, à côté des abcès métastatiques de la pyohémie, des tubercules morveux de différents âges. Ainsi, d'après une communication verbale de mon excellent collègue M. Toussaint, un cheval choisi par M. Chauveau, pour servir à une injection de pus dans le système circulatoire, mourut d'une rupture vasculaire quelques heures après l'expérience et l'autopsie dévoila toutes les lésions pulmonaires de la morve Un âne inoculé avec la matière des tubercules mourut six jours après de la morve aiguë.

Et maintenant, Messieurs, que devons-nous penser de ces théories doctrinales basées sur les résultats positifs des injections intra-vasculaires de pus, relativement à la production de la morve? Devons-nous ensevelir la morve et la pyohémie dans une *septose* à formes multiples, comme le conseille le professeur de clinique de l'Ecole de Curéghem; ou bien devons-nous accepter la formule proposée par M. le docteur Renaut, dans le *Dictionnaire des sciences médicales*, article Morve, tendant à considérer les lésions de la morve aiguë comme le résultat d'un mode particulier de l'infection purulente?

On comprend sans peine les tendances de l'anatomie pathologique, qui, guidée surtout par les conditions morphologiques similaires des deux maladies en question, veut à tout prix les réunir dans un même groupe. Et quoique M. Bouley lui-même montre une certaine défiance pour ses expériences de 1838, on s'en empare avec avidité parce qu'elles cadrent avec le désir de créer une théorie nouvelle.

Mais les enseignements de la clinique qui doivent passer avant les données de l'anatomie pathologique, surtout quand ils sont corroborés par les résultats d'expériences aussi nombreuses que concluantes, s'opposent à cette confusion. La morve et la pyohémie constituent chacune une entité nosologique parfaitement bien définie et très-nette au point de vue clinique. Quant à ceux qui, se plaçant, comme ils le disent, à un point de vue purement scientifique, tendent à les réunir en théorie, ils doivent sûrement les discerner en pratique.

CHAPITRE II.

VALEUR DIAGNOSTIQUE DE LA LEUCOCYTHOSE MORVEUSE.

Une question intéressante qui a provoqué de nombreuses recherches de la part des vétérinaires, c'est l'état du sang du cheval dans la morve.

Déjà, en 1846, dans un mémoire sur les maladies farcinomorveuses du cheval et de l'homme, couronné par l'Académie royale de Turin, Delafond a attiré l'attention sur la leucocythose morveuse, A l'aide de l'hématomètre et du microscope, il est arrivé à des résultats d'une exactitude remarquable, que les moyens d'investigation plus parfaits dont nous disposons aujourd'hui n'ont fait que corroborer dans leur partie essentielle. Ainsi, nous lisons dans le 3e vol., 2e partie, du *Traité de pathologie vétérinaire* par M. Lafosse, page 1004, le passage suivant emprunté au travail de Delafond : « Au début, il (le sang) conserve à peu près ses caractères normaux ; tout au plus constate-t on parfois une légère augmentation du caillot blanc et du serum ; ces caractères sont plus prononcés lorsque, la morve étant plus ancienne, ses lésions se sont multipliées. Dans le cas où les ulcérations de la muqueuse respiratoire sont nombreuses, le jetage abondant, et où il existe des collections purulentes considérables dans les cornets, les sinus et dans les poumons, la séparation du cruor et du caillot est plus prompte, le serum est augmenté, le caillot blanc se rétrécit beaucoup ; à sa jonction avec le cruor se trouvent de petits amas de matière blanchâtre, analogue à du pus ; il contient des globules blancs plus nombreux, entourés de fines molécules blanches, brillantes, isolées ou en groupe de quatre, cinq et six. »

En 1868, MM. Christot et Kienner ont également signalé la leucocythose morveuse dans une note à l'Académie des sciences.

Les examens que M. Malassez a faits à l'aide de son appareil, sur la demande de M. Bouley, ont donné des chiffres qui dénotent également une augmentation des globules blancs du sang morveux.

Dans la séance du 4 janvier 1876 de l'Académie de médecine, M. Colin a lu un mémoire sur la leucocythose morveuse.

Dans la séance du 1er mai 1877, il a communiqué à l'Académie de médecine un cas de morve latente avec lésions dans les organes génitaux et, à ce sujet, il pose la question suivante : « La leucocythose dont j'ai entretenu l'Académie l'année dernière, ne serait-elle pas le moyen diagnostique le plus probant dans les cas de morve latente et tant que les signes de la maladie ne sont pas suffisamment caractérisés? »

Par une de ces coïncidences bizarres, pendant que l'année dernière la morve latente était à l'ordre du jour dans la plupart des journaux vétérinaires, à l'Ecole de Toulouse, nous constations deux cas de cette maladie.

Pendant le premier semestre de l'année courante, trois autres cas se sont offerts à notre observation, dont l'un surtout est fort intéressant sous plusieurs rapports. Sur ces cinq chevaux, trois étaient suspects par leurs antécédents. Nous avions bien des raisons pour les croire sous le coup de la diathèse morveuse, et cependant aucun signe caractéristique, quelque léger fût-il, ne s'offrait à nos explorations réitérées pour nous tirer de l'incertitude dans laquelle nous sommes restés pendant plusieurs mois. Quant aux deux autres, ils sont morts tous les deux d'une pleurésie, et l'autopsie a montré dans le poumon les lésions caractéristiques de la morve. Du reste, l'inoculation avec la matière des tubercules a fait périr deux ânes de la morve aiguë.

Tous les moyens diagnostiques ont été mis à contribution, et il va sans dire que l'étude du sang n'a pas été négligée. A partir du mois de mars 1876, je me suis astreint à examiner, concurremment par le procédé préconisé par M. Colin et par l'appareil Potain-Malassez, le sang de tous les solipèdes abattus à l'Ecole pour cause de morve. A l'heure qu'il est, mes observations portent sur cinquante sujets morveux, sans compter celles relatives à des animaux sains servant de terme de comparaison et à des animaux atteints de maladies ayant des analogies avec la morve, au point de vue des modifications subies par le sang.

Avant de faire connaître le résultat de mes investigations, il est indispensable, Messieurs, que je vous expose en quelques mots les deux procédés auxquels j'ai eu recours.

Le premier, celui dont se sert M. Colin, est le plus ancien
puisqu'il a été institué par Magendie, Tackrack, Delafond, etc.
Il repose sur la coagulation du sang, sur la puissance de
coloration de ses éléments, et enfin sur la proportion en
volume de ces derniers. Cette méthode de numération des
leucocythes, tout à fait indirecte, n'est applicable qu'aux
solipèdes dont le sang ne se coagule qu'avec une grande
lenteur. On laisse le sang se reposer pendant plusieurs
heures dans une éprouvette graduée à une température
voisine de 0°. La colonne sanguine se sépare en trois couches : une inférieure où sont les globules rouges, une
supérieure composée presque exclusivement de plasma et
une intermédiaire où se trouvent les globules blancs, les
globulins, etc., plus lourds que le plasma, mais plus légers
que les globules rouges. D'après l'épaisseur plus ou moins
grande de cette couche intermédiaire, on peut juger de la
proportion des leucocythes relativement aux hématies; elle
est si insignifiante chez les animaux sains qu'on ne la distingue que fort rarement.

Ce procédé est sans doute très-simple, d'un emploi facile
et susceptible au premier abord de séduire les praticiens;
mais il est malheureusement bien insuffisant et bien impar-
fait. Aujourd'hui, on est trop habitué aux rigueurs des
démonstrations pour se contenter des données vagues et
incertaines qu'il fournit. Sans doute, quand la leucocythose
est très-prononcée, quand on trouve dans le sang 20, 30
40 mille globules blancs par millimètre cube, on aperçoit à
la partie inférieure du caillot blanc une couche plus ou moins
épaisse, jaunâtre qui tranche un peu sur la couleur blanc
grisâtre de la partie du caillot blanc qui est au-dessus. Mais,
quand la leucocythose est peu prononcée, quand elle ne se
traduit que par 2 ou 3 mille globules blancs par millimètre
cube de plus que dans les conditions physiologiques, est-il
bien possible de la constater par ce procédé? Et même dans
les cas où l'augmentation des globules blancs est sensible,
peut-on déterminer exactement les proportions de cette

couche jaunâtre relativement à ce qu'elle est à l'état normal ?
Pour mon compte, je n'ai jamais vu une ligne de démar-
cation nette séparant la partie jaune du resté du caillot
blanc, comme cela existe, par exemple, entre ce dernier
et le caillot rouge. D'ailleurs, comme le fait remarquer
M. le docteur Paul Bouley (1), beaucoup de circonstances
difficiles à éviter peuvent entraîner des erreurs en modifiant
la coagulation.

Il est incontestable que la *numération directe* offre de
très-grands avantages et qu'elle seule peut permettre de
se rendre un compte exact des changements survenus dans
la constitution physique du sang.

Le procédé que j'ai adopté dans mes recherches est celui
de Potain-Malassez.

Le principe sur lequel reposent toutes les méthodes de
numération direste, est que l'examen direct du sang pur
est impossible, que la numération ne peut se faire que si,
au préalable, une quantité donnée de sang a été diluée dans
une quantité donnée de sérum. Ce sérum est artificiel et
composé de substances qui, tout en laissant aux globules
leur forme et leur couleur, maintiennent le sang dans une
fluidité parfaite.

Potain imagina, pour opérer cette dilution, un mélangeur
auquel Malassez a donné le nom de son inventeur. Il con-
siste en un capillaire creusé dans une tige cylindrique de
verre, et renflée à l'une de ses extrémités, de sorte que le
tube capillaire débouche dans un réservoir ; les capacités
relatives du tube et du réservoir étant connues, le capillaire
étant gradué, il est possible d'opérer des dilutions variables
et de degré connu. Le mélange est facilité par une petite
boule en verre qui est libre dans le réservoir et peut être
agitée par l'expérimentateur. M. Potain isolait, par une
opération délicate qui consistait à couper la colonne liquide
par l'interposition d'un index aérien, une quantité de sang

(1) *Recueil de médecine vétérinaire*, mars 1876, page 612.

dont le volume lui était donné par les chiffres de la graduation, et distribuait cette quantité, fort minime d'ailleurs, en un certain nombre de petites masses guttiformes, sur lesquelles on plaçait des lamelles et qu'on pouvait soumettre à la numération Ce procédé, simple en soi, est d'une exécution difficile; M. Malassez a ajouté au mélangeur un capillaire artificiel qui permet une distribution plus régulière des globules et prévient toute évaporation capable d'arrêter l'opération.

Le problème est toujours le même au fond; mais le procédé a sensiblement varié. M. Malassez ne mesure plus la quantité de sang en expérience, à l'aide du capillaire du mélangeur, mais à l'aide du capillaire artificiel dans lequel il introduit la dilution de degré connu. La graduation du mélangeur devient inutile; un seul trait le divise en deux parties égales, ce qui permet de faire des dilutions au 1/100, au 1/200 (le capillaire est la 1/100ᵉ partie du réservoir), deux degrés seulement, mais qui suffisent à tous les cas de richesse ou de pauvreté relative des sangs qu'on a à examiner.

Le capillaire artificiel de Malassez se présente sous la forme d'une petite bande de verre fixée sur une glace porte-objet et percée d'un canal qui a été calibré et cubé. Tous les numérateurs répandus dans le commerce portent deux colonnes de chiffres; la première indique les longueurs auxquelles il est commode de s'arrêter, et la seconde, les capacités correspondantes. Celui dont je me sers, par exemple, présente en regard les chiffres suivants : $\left\{ \begin{array}{l} 600 - 103 \\ 500 - 124 \\ 400 - 155 \end{array} \right\}$ cela veut dire que la longueur 600 μ (le μ égale un millième de millimètre $= \frac{1 \text{ mètre}}{1,000,000}$) de la partie du capillaire comprise dans le champ du microscope est la 103ᵉ partie de celle qui répond à 1 millimètre cube, ou que le volume du canal pour une longueur de 600 μ est la 103ᵉ partie d'un millimètre cube, pour une longueur de 500 μ, la 124ᵉ partie et pour une longueur de 400 μ, la 155ᵉ partie, d'un millimètre cube.

La difficulté est d'arriver à compter les globules dans des longueurs exactement égales à 600 μ, 500 μ, 400 μ. Pour cela, on se sert d'un oculaire quadrillé à travers lequel on examine un micromètre objectif ; on fait varier la longueur de l'axe jusqu'à ce que le carré couvre exactement une longueur de 500 μ, 600 μ, etc ; 50 à 60 divisions, si le micromètre est un millimètre divisé en 100 ; à ce niveau, on marque un trait sur le tube rentrant et on note l'objectif dont on s'est servi en même temps que la longueur 500 μ (par le chiffre 5). On peut déterminer les traits permettant de couvrir exactement les autres longueurs micrométriques avec le carré. De la sorte, le microscope est gradué et plus n'est besoin ni d'oculaire quadrillé, ni de micromètre objectif

Cela posé, comptons les globules d'une dilution au 1/200ᵉ sur une longueur de 500 μ, nous en trouvons 180 ; un millimètre cube en contient 124 fois plus = 180 × 124. La dilution est au 1/200ᵉ, le nombre reel est donc :

$$180 \times 124 \times 200 = 4,464,000.$$

J'ai fait de nombreuses numérations de sang dilué au 1/100ᵉ, au 1/200ᵉ sur des longueurs de 600, 500, 400 μ, et j'ai toujours trouvé des chiffres similaires avec quelques variations peu importantes et pouvant être négligées.

Toutefois, j'ai remarqué que les plus grandes chances d'erreur existent quand le mélange de sang et de sérum artificiel est le plus concentré, et quand on compte les globules sur les plus fortes longueurs du capillaire Malassez (600 et 500 μ). Dans ces cas, le grossissement doit être naturellement moins fort, et les globules sanguins qui se trouvent en plus grand nombre ne sont pas toujours très-distincts, surtout quand ils se présentent de champ L'opération est plus fatigante et des erreurs peuvent être plus facilement commises. J'ai trouvé de grands avantages, surtout plus d'uniformité dans les chiffres, en procédant de la manière suivante : N'employer la dilution qu'au 1/200° et faire la numération sur 400 µ du capillaire Malassez. Pour cela, je me sers d'un microscope de Verick, portant l'oculaire quadrillé, l'objectif 6, le tube rentrant étant tout à fait au bas de sa course. De la sorte, le champ de l'iustrument recouvre très-exactement 400 µ.

Les globules sanguins étant moins nombreux, le grossissement plus fort, la numération se fait plus exactement. Seulement, pour éviter les chances d'erreur qui peuvent dépendre du petit nombre de globules comptés directement, il est indispensable de faire plusieurs numérations et cela sur plusieurs longueurs de capillaire. Pour les globules rouges, j'ai toujours pris une moyenne sur cinq ou six longueurs au moins du capillaire, et pour les globules blancs, je me suis fait une règle de parcourir, par étapes de 400 µ, toute la longueur du capillaire.

Le sang sur lequel mes numérations ont été faites, a été recueilli le plus souvent à la jugulaire et quelquefois à l'angulaire de la face. Dans la grande majorité des cas, les expériences ont eu lieu le matin, les animaux étant à jeun.

A l'état physiologique, et par l'épreuve de l'hématomètre placé dans l'eau froide, le sang de cheval se sépare en moins de 15' en deux couches à peu près d'égale hauteur, une supérieure d'un blanc grisâtre et une inférieure d'un rouge foncé. Quelquefois on aperçoit, à la partie inférieure de la première, une nuance jaunâtre d'une épaisseur insignifiante. Les éléments du sang se précipitent ensuite par ordre de densité : les globules rouges occupent le fond de l'hématomètre, la fibrine, la partie supérieure et les leucocythes sont englobés par la fibrine dans la partie inférieure du caillot blanc. Dans les vingt-quatre heures, le caillot blanc se déprime de moitié dans tous les sens et le sérum est mis en liberté.

Quant à ses éléments figurés, le sang normal du cheval

m'a donné comme moyenne d'un grand nombre de numérations les chiffres suivants :

$$\frac{\text{Globules rouges}}{\text{Globules blancs}} = \frac{4,500,000}{4,000}$$

par millimètre cube = 1 blanc par 1,125 rouges.

Mes sujets d'expériences sont nombreux, et je n'ai pas l'intention, Messieurs, d'abuser de votre bienveillante attention en vous exposant en détail les résultats obtenus pour chacun d'eux ; je me bornerai donc à vous les faire connaître d'une manière sommaire.

Les cas de morve qui ont servi à mes recherches peuvent être divisés en trois groupes : 1° Ceux dans lesquels la morve était confirmée, c'est-à-dire avec le jetage, le glandage et les ulcères caractéristiques ; ils sont au nombre de vingt-huit ; 2° ceux qui n'avaient pour tous signes que le glandage morveux, soit 21, et 3° le groupe relatif à la morve latente formée de cinq cas

1° *Morve confirmée.* — Dans le cas de morve confirmée, 18 fois sur 28 le sang s'est séparé en formant un caillot blanc d'une hauteur égale à deux fois à peu près celle du caillot rouge, et avec une couche jaunâtre intermédiaire plus ou moins distincte. Dans les dix autres cas, la séparation s'est faite d'une manière variable : tantôt le caillot blanc occupait 60 divisions de l'éprouvette et le rouge 55 ; tantôt le premier atteignait 65 divisions et le second 61 ; d'autres fois le premier envahissait 65 divisions et le second 67, etc., avec ou sans couche jaunâtre intermédiaire.

La numération des globules sanguins m'a également fourni des résultats variables : le minimum des globules rouges a été de 2,500,000 et le maximum de 5,487,000. Le chiffre des blancs a varié entre 4,369 et 39,600.

Généralement, lorsque le caillot blanc a atteint une hauteur de beaucoup supérieure à celle du caillot rouge, la couche jaunâtre intermédiaire est plus apparente et les globules blancs plus nombreux. Cependant cette relation n'est pas constante; ainsi, j'ai trouvé les associations suivantes :

1° $\dfrac{\text{Caillot blanc}}{\text{Caillot rouge}} = \dfrac{65 \text{ div.}}{61 \text{ div.}}$ $\qquad$ $\dfrac{\text{Globules rouges}}{\text{Globules blancs}} = \dfrac{4,885,080}{19,840}$ par mm.

2° $\dfrac{\text{Caillot blanc}}{\text{Caillot rouge}} = \dfrac{42 \text{ div.}}{84 \text{ div.}}$ $\qquad$ $\dfrac{\text{Globules rouges}}{\text{Globules blancs}} = \dfrac{4,240,000}{18,768}$ par mm.

3° $\dfrac{\text{Caillot blanc}}{\text{Caillot rouge}} = \dfrac{48 \text{ div.}}{77 \text{ div.}}$ $\qquad$ $\dfrac{\text{Globules rouges}}{\text{Globules blancs}} = \dfrac{2,500,000}{39,600}$ par mm.

De plus, il m'est arrivé quelquefois de trouver le sang dans la morve confirmée absolument normal au point de vue de sa constitution physique. Ainsi, chez une jument abattue à l'École, le 16 juin dernier, le sang a fourni :

$\dfrac{\text{Caillot blanc}}{\text{Caillot rouge}} = \dfrac{67}{58}$ $\qquad$ $\dfrac{\text{Globules rouges}}{\text{Globules blance}} = \dfrac{5,487,000}{4,369}$ par mm.

Pour le moment, il me serait difficile de donner une explication scientifique de ces variations. Toutefois, j'ai remarqué que les chevaux morveux chez lesquels la santé générale est sérieusement altérée, ceux qui sont maigres, tristes, à poil piqué, qui jettent abondamment, ont le sang pauvre en globules rouges, et abondamment pourvu de leucocythes. Ceux, au contraire, qui ne sont pas sérieusement affectés par la diathèse morveuse, qui conservent un certain embonpoint, qui ont le poil luisant, qui sont gais, ont un sang qui ne s'éloigne guère des conditions physiologiques. Cette assertion se trouve, du reste, justifiée par ce que l'on constate chez les chevaux morveux qui ne présentent qu'une glande ou même aucun signe extérieur de la maladie. Dans ce cas, l'état général des sujets n'est pas sérieusement modifié et le sang se trouve à peu près à l'état normal.

2° *Morve avec glandage seulement.* — Sur les vingt-un cas de cette variété de morve, trois fois seulement j'ai trouvé le caillot blanc ayant une hauteur sensiblement supérieure à celle du rouge et dans les proportions suivantes :

$1°$ $\dfrac{\text{Caillot blanc}}{\text{Caillot rouge}} = \dfrac{85}{40}$; $2°$ $\dfrac{\text{Caillot blanc}}{\text{Caillot rouge}} = \dfrac{70}{50}$; $3°$ $\dfrac{\text{Caillot blanc}}{\text{Caillot rouge}} = \dfrac{48}{52}$

Dans les dix-huit autres, les variations autour de la normale ont été peu marquées.

Quant à la proportion des globules blancs et des globules rouges, j'ai trouvé dans les trois cas plus haut cités les chiffres suivants :

$1°$ $\dfrac{\text{r.}}{\text{b.}} = \dfrac{5,208,000}{7,200}$; $2°$ $\dfrac{\text{r.}}{\text{b.}} = \dfrac{4,130,000}{7,630}$; $3°$ $\dfrac{\text{r.}}{\text{b.}} = \dfrac{3,800,000}{6,840}$.

Dans tous les autres cas, les leucocythes n'ont pas dépassé 6,200 et ne sont pas descendus au-dessous de 5,150.

M. Malassez a obtenu le même résultat sur le sang d'un cheval morveux avec glandage seulement, qui lui avait été soumis par M. Bouley.

$3°$ *Morve latente.* — Sur les cinq cas de cette variété de morve, observés à l'Ecole de Toulouse, le sang n'a pu être étudié que pour quatre. Chez un seul sujet, la leucocythese était manifeste et s'exprimait par 13,560 globules blancs par m.m. cube. Encore faut-il ajouter qu'il s'agissait d'un cheval ayant un hydrothorax, et épuisé par un travail excessif. Quant aux autres, le sang n'a montré aucune modification notable.

Mais ce n'est pas seulement dans la morve que l'état leucocythémique du sang existe, je l'ai constaté, en outre, chez le cheval dans l'infection purulente, la gourme, le coryza chronique avec collection purulente dans les sinus de la tête, dans le mal de garrot ancien avec suppuration abondante, etc. Ainsi, dans le cas d'infection purulente de l'expérience III, le sang s'est coagulé dans l'hématomètre de la manière suivante : $\dfrac{\text{Caillot blanc}}{\text{Caillot rouge}} = \dfrac{54}{75}$. Le caillot blanc présentait à sa partie inférieure une couche jaunâtre bien marquée. Quant aux globules du sang, ils étaient dans les proportions suivantes : $\dfrac{\text{r.}}{\text{b.}} = \dfrac{4,736,800}{29,760}$, c'est-à-dire, 1 blanc pour 159 rouges.

Le cas d'infection purulente de l'expérience IX a montré aussi un degré de leucocythose avancé :

$$\frac{r.}{b.} = \frac{3,860,000}{19,300} \text{ par mm.}$$

Dans la gourme bien caractérisée avec jetage et abcès sous-glossiens, j'ai trouvé jusqu'à 20,000 globules blancs par m.m. cube. Des chiffres semblables ont été constatés, comme je l'ai dit plus haut, dans le coryza chronique et dans le mal de garrot ancien, accompagné d'une suppuration abondante

Enfin, la leucémie, que je n'ai eu encore l'occasion d'étudier que chez le chien et le bœuf, existe aussi chez le cheval, et se caractérise par l'abondance des globules blancs dans le sang (1 blanc pour 3, 4, 5 rouges).

Il résulte des faits et considérations qui ont été exposés au sujet de la leucocythose :

1° Que la leucocythose n'est pas spéciale à la morve ;

2° Qu'elle est symptomatique de plusieurs autres maladies, telles que l'infection purulente, la gourme, les suppurations abondantes, etc. ;

3° Que dans la morve même, elle n'existe que lorsque la maladie a déjà occasionné des désordres graves et lorsque, par suite, elle se traduit par ses symptômes caractéristiques ;

Et 4° qu'elle ne saurait être considérée, par conséquent, comme un moyen diagnostique sûr de la morve latente.

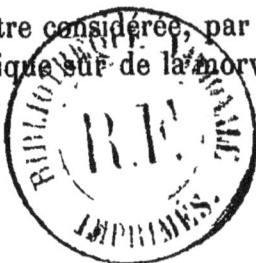

Toulouse.— Imp. DOULADOURE.